ADELGAZA SIN DIETAS

El poder de la conciencia corporal

Bárbara del Amo

ADELGAZA
SIN DIETAS

El Poder de la Conciencia Corporal

BÁRBARA DEL AMO

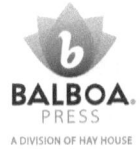

BALBOA.
PRESS
A DIVISION OF HAY HOUSE

Se puede hacer pedidos de los libros de Balboa Press en librerías o contactando directamente Balboa Press División de Hay House en las siguientes direcciones o número de teléfono:

Balboa Press
Una División de Hay House
1663 Liberty Drive
Bloomington, IN 47403
www.balboapress.com
1-(877) 407-4847

ISBN: 978-1-4525-5097-8 (sc)
ISBN: 978-1-4525-5096-1 (e)

Número de Control de la Biblioteca del Congreso de EE.UU. 2012907637

Stock fotos son de Thinkstock.

Impreso en los Estados Unidos de Norteamérica

Balboa Press fecha de revisión 5/17/2012

Honrando el pasado,
Mirando hacia el futuro,
Disfrutando del presente.

Gracias
Papá y mamá, Laura, tía Mayte.
Madara, Sira y Oro Grace
Joan y Andreva
Javier
♥

No te peses más 25
Tener hambre 25

6. EL PESO REAL **27**
C-G=P 27
Pesas más de lo que te gustaría porque estás acostumbrado a pesar más
de lo que te gustaría 28
Los elementos externos 28
Cuándo, cuánto y qué comer. 29
¿Escuchas a tu cuerpo? 29
No lo intentes, hazlo 30

SEGUNDA PARTE

El método. Pasa a la acción

7. INDICACIONES SOBRE EL ÉXITO **35**
Asegúrate el éxito 36
Guarda el secreto 36
Come lo que te apetezca cuando te apetezca 36
Actúa como si YA fueses delgado 37
Reinventarte 37
Continúa explorando 39

8. LAS PAUTAS **41**
1ª PAUTA 41
VASO DE AGUA 41
Qué conseguimos siguiendo esta pauta: 42
2ª PAUTA 43
3ª PAUTA 45
TIRAR 1/4 45
Tu no eres el cubo de basura 46
RESUMEN DEL MÉTODO 48
La mirada de los otros 48

9. PUEDES HACERLO **49**
Eres un héroe 51

PRIMERA PARTE

~~~~~~~~~~

Comprende lo que te sucede

~~~~~~~~~~

1

UN PUNTO DE VISTA
DIFERENTE

Comienza tu vida de nuevo

Estoy segura de que ya has leído unos cuantos libros sobre cómo perder peso. Seguro, casi seguro, que este no es el primero. Sin embargo, me gustaría que tomases la lectura de este texto como si fuese el primero. ¿Por qué? Porque tu vida comienza de nuevo a cada momento y este argumento es el que, en realidad, te lleva a saltarte las dietas y los grandes propósitos que tienes respecto a tu cuerpo. ¿Por qué? Porque mañana tu vida comienza de nuevo. Así que no te pido nada que no hagas habitualmente. ¡Hazlo de nuevo!

El primer resultado satisfactorio será el de hacerte caso a ti mismo. ¿Hay algún objetivo mejor que el de sentirse bien con uno mismo? Probablemente no. Es más: si te sintieras bien con tu peso actual no estarías leyendo este libro. Y todavía te digo algo más: si te sintieras realmente bien tendrías tu peso ideal.

Es extraño que te lleves la contraria de esta manera ¿verdad?

Quisieras perder peso pero comes más de la cuenta y te mueves poco.

Quisieras perder peso pero haces la compra y llenas la nevera de golosinas.

Quisieras perder peso pero todas tus citas sociales son en restaurantes.

Quisieras perder peso pero te atiborras al llegar a casa por la noche. Es una manera de sabotearte y restarte poder sobre tu propia vida. Extraño ¿no te parece?

El peso es algo muy fácil de trabajar, pues lo resultados saltan a la vista y son claramente mensurables. Comprobar si has adelgazado es tan sencillo como mirarte al espejo. Claro que tampoco da mucho pie a interpretaciones y esto lo convierte en una auténtica molestia. Se puede disimular ser mentiroso compulsivo pero no se pueden disimular los kilos en traje de baño. De hecho "¡qué delgado estás!" Es un piropo frecuente en el siglo XXI . Estamos tan rodeados de publicidad y mensajes que lo halagan que estar delgado se ha convertido en un valor en alza. Lo que queremos cambiar es nuestro cuerpo y es difícil no darte cuenta de que tienes tripa cuando es tan evidente para ti y el resto. ¿Sí? Pero si quieres dejar de tenerla, si realmente quieres estar más delgado ¿por qué no haces lo que sabes que tienes que hacer para adelgazar?

Por qué no haces lo que sabes que tienes que hacer para adelgazar

Hay muchas respuestas a esta pregunta pero la que estoy a punto de decirte las resume todas: porque escuchas lo que te dice tu mente y no lo que dice tu cuerpo.

Tu cerebro, que es el que produce la señal de hambre y ganas de comer, lo está haciendo sin realmente ponerse en contacto con tu cuerpo. Dicho de otra forma, se hace llevar por estímulos que poco tienen que ver con necesitar o no comer. Hace ya tiempo que perdió la fina capacidad de comunicarse con el estómago y es medio sordo o completamente sordo a sus señales. De hecho no serías el único en comer sin tener hambre porque ya no sabes qué es tener hambre. Te dejas llevar por impulsos que no obedecen a una necesidad real de comer sino de otras cuestiones que tienen muy poco que ver con el estómago, por ejemplo: la frustración.

Satisfacción inmediata

Cuando comes sucede algo especial, muy especial, en todo tu organismo. Múltiples funciones se desatan. Pasa algo real, muy real y que contiene una química concreta. Las sustancias que segregas cuando comes recorren tus venas. Está pasando. Lo sientes.

Esto produce en ti, en tu cuerpo, una emoción de satisfacción que es tan evidente como la química que recorre tu cuerpo. Así que la satisfacción que te da comer es inmediata. El resultado es rápido pero no duradero, puesto que probablemente estés intentando encubrir otra demanda emocional mucho más profunda que tenga que ver con la frustración. Sin embargo, has conseguido en poco tiempo pasar de la frustración a la satisfacción. Suena bien ¿verdad?

Aunque sabes -muy bien- que, tras unos minutos o unas horas, lo que sentirás de nuevo será frustración excepto que ahora acompañada de otro elemento menos agradable todavía: la culpa.

Ahora tienes más razones para sentirte mal pues no sólo sigues pesando lo que pesabas sino que, además, no te has hecho caso y te has faltado el respeto incumpliendo tus propias promesas. La motivación para seguir adelante, tras tantos intentos fallidos por hacerte caso, comienza a escasear. Todo tiene un límite y estás tocando fondo. ¡Esta será la última vez que te sientas de esta manera! Te dices a ti mismo. La rabia te lleva a tomar una decisión y comienzas una nueva dieta que has leído, te han contado y asegurado que funciona. Tiene sentido, en cuatro semanas pierdes peso: Si comes esto y gastas esto pesarás esto. ¿No es lógico? Tan sólo has de organizarte y tener voluntad. Ya no quieres seguir teniendo este peso que no te gusta. No más. Es hora de que realmente te pongas a dieta sí o sí. Pero, ¿recuerdas? Tu cerebro, que es el que controla la situación, está mal programado y lo que conseguirás con la dieta no será reprogramarle sino ignorar sus órdenes durante las próximas semanas. Le vas a castigar y te vas a esforzar por no seguir sus impulsos. Y como vas, muy probablemente, a sufrir con ello, querrá su recompensa al final del proceso: comer lo que quiera, cuando quiera y cuánto quiera, volviendo a alcanzar tu peso en poco tiempo y, con un poco de mala suerte, superarlo.

Y es después de contarte esto cuando te quiero explicar porque este método te permitirá comer lo quieras, cuando quieras y cuánto quieras sin que sea una brutal venganza.

Es muy importante que así sea. Tu cuerpo, es decir: TU, quieres disfrutar de la vida y de la comida ¿sí? Y cualquier cosa que no sea así te va a hacer que te declares en rebeldía. Los humanos somos así. Buscamos la libertad a cualquier precio. A veces incluso a precios muy caros como el de sentirnos gordos.

Y este es el motivo fundamental para que lleves a cabo cuanto antes el método. Has de reprogramar tu cerebro, ponerle a trabajar a tu favor y al mismo tiempo darle placer para que no se tome la justicia por su cuenta.

El momento para comenzar es AHORA

Ignoro cuanto tiempo extra piensas que te van a dar por cada día que pases viviendo con los hábitos mal aprendidos respecto a la comida, pero en realidad cada día que pasa ya lo has vivido y no va a volver. Es más, cada bocado que comas tendrás que digerirlo y formará parte de tu cuerpo. En otras palabras: el momento de ponerse en marcha es AHORA. Las cosas importantes son importantes. Punto.

En las próximas páginas te explico, desde diferentes puntos de vista, lo que está sucediendo en ti, ahora mismo, que te estás preparando para comenzar a cambiar, y lo que cambiarán, sin que lo fuerces, las pautas. Mi consejo es que te lo leas todo pues aunque quizá con algunos puntos no te sientas identificado, otros puede que sean justo aquellos que necesitas conocer para comprenderte mejor.

La energía que inviertes en adelgazar puedes utilizarla para muchas otras cosas que te darían más placer.

Sabes que este tema es fundamental porque inviertes gran cantidad de energía en ello. Desde mirar las calorías en los paquetes de comida en el supermercado hasta sentirte gordo, pasando por no saber qué ropa ponerte y comprando productos anticelulíticos o que *adelgazan*.

Si pudieses acumular todo el tiempo que has vivido pensando, cocinando, viviendo bajo la idea de estar a dieta o sentirte mal por no tener el cuerpo que deseas, una de dos: te echarías a llorar o te reirías profusamente. Ahora piensa cuántas cosas pueden llegar a cambiar en tu vida si pierdes esos kilos. Mejor que eso todavía, cuánto puede cambiar tu vida si dejas de invertir toda esta energía en el tema adelgazar y la inviertes en pasártelo bien, hacer cosas que te gusten, lograr tus sueños y dedicarte a sentirte bien.

Es este tipo de comportamientos los que a menudo nos hacen sentir angustiados, estresados y sin tiempo y no sabemos por qué. Si tenemos pensamientos reiterativos sobre un tema negativo vamos minando nuestra capacidad de estar bien y de relajarnos, de sentirnos a gusto simplemente estando. Nos desgastamos, sin darnos cuenta, cuando somos nosotros mismos -ni el trabajo ni la familia- lo que nos resta tiempo y vitalidad. Nos machacamos mentalmente y cuando nos llega la factura por nuestro derroche de negatividad nos sorprende lo cara que es. Puede que esto que acabo de decirte parezca exagerado pero es más realista de lo que te puedas llegar a imaginar. Porque a menudo la factura es tan cara que no la queremos ni mirar y no cambiamos de peso por no cambiar de vida pensando que así nunca tendremos que pagarla.

2

EL CAMBIO

No cambiamos de peso por no cambiar de vida.

En las sesiones con mis clientes me encuentro a menudo con el miedo a que cambiar de peso cambiaría el entorno. Bajo la resistencia a adelgazar se camufla, frecuentemente, el miedo a que nos miren, a ser más valorados, a que la pareja tenga celos o a decepcionar a nuestra familia que nos ama tal y como somos. El miedo a tener éxito, a que nos respeten, a triunfar, a ser amados, queridos, a ser más de lo que somos es el motor del sabotaje. ¿Curioso, no te parece? Es que los seres humanos somos realmente extraordinarios incluso en el arte de hacernos la vida imposible.

Habita un personaje dentro de ti y de mí que está aterrorizado ante la idea de crecer pues, aunque hasta ahora, ha sobrevivido incómodamente, no sabe lo que le espera si finalmente crece. Este personaje, que muy bien podría ser tu niño interior, desarrolló estrategias para conseguir amor y aprobación a su alrededor y, a pesar de que ahora ya no las necesite, las sigue utilizando convencido de que los demás no le querrán si no lo hace. Mientras tanto vive oculto en tus sueños y en tus pensamientos más íntimos. Hay que permitir que se muestre para poder otorgarle el coraje que requiere para superar sus limitaciones. Actuando desde la sombra no puede ayudarte. Sin embargo, aflorando a la luz, puede que tengas la oportunidad de enseñarle con cariño que no hace falta seguir jugando a aquel juego pues no tiene que hacer nada para ganarse el amor que le corresponde por el simple hecho de existir. Si pudieses hablar con él te confesaría su mayor miedo: *¿Me querrán los demás siendo delgado?*

¿Nos querrán los demás siendo delgados?

Todos los que te conocen, te conocen así, tal y como eres. Es decir, continuamente a dieta, hablando de tu peso, controlando lo que comes, comiendo de más, repitiendo postre, bebiendo cervecitas, etc.

Si dejo de hacer todas estas cosas que me definen ¿dejarán ellos de quererme?

Esto, que no parece lógico, puede ser el eje de nuestros auto sabotajes. En la experiencia como coach aprendo, en casi cada sesión, diferentes maneras de sabotear nuestras metas con excusas de este tipo bien encubiertas y disfrazadas, por supuesto. A menudo estas limitaciones son difíciles de detectar pues están muy bien maquilladas con el maquillaje especial de moda en todo el mundo: "Yo soy así"

Sí, sí, aunque suene a contradicción -otra más- el estar enamorados de nosotros mismos muchas veces nos lleva a no querer desprendernos de hábitos que nos definen y con los que nos identificamos. Piénsalo por un momento: Si llevas veinte años por encima de tu peso ideal ERES esa persona, lo has sido más tiempo del que no has estado preocupado por tu peso, por lo tanto, estar delgado puede significar SER otra persona. Y esta nueva persona ¿será amada?¿Aceptada?

Este miedo, visto así, parece lógico ¿o no? ¿Te amas tal como eres?

La mayor resistencia: Me amo tal y como soy

Si realmente fuese así no estarías leyendo estas líneas. Quien quiere peder peso lo hace bajo la creencia de que si pesase diferente su vida sería diferente, se querría más así mismo y sería más feliz. Así que el encuadre estaría mejor bajo el rótulo: "Me quiero tal como soy y quiero estar delgado". De hecho si no fuésemos capaces de imaginarnos más delgados, visualizarnos, tener una visión ideal de cómo sería nuestra vida y nuestro cuerpo con unos kilos de menos, si no visualizásemos el futuro no sabríamos que podemos conseguirlo. Sin embargo, esta resistencia funciona muy bien y es uno de los últimos subterfugios que utilizamos: "si así también soy feliz", "no hace falta ser delgado para ser feliz" "hay tanta gente pasando hambre en el mundo". Pero no deja de ser lo que es: sabotear nuestra decisión de adelgazar.

Por supuesto que la felicidad consiste en amarse tal y como uno es, pero eso implica también cambiar cariñosamente con lo que no me siento a gusto. Yo les pido a todos mis clientes que no se juzguen ni se critiquen severamente por nada. Que se traten como si fuesen un niño de cinco años que está aprendiendo a montar en bici y no se regañen por no conseguirlo el primer día. Cambiar requiere paciencia y cuidado. Aprender algo nuevo lleva tiempo.

Así que te pido que seas paciente contigo mismo, que te cuides y te animes durante todo el tiempo que sigas las pautas. Tal y como lo haría yo si vinieses a mi consulta. Yo te diría algo parecido a esto: *¿Cómo te gustaría hacerlo la próxima vez? Si lo puedes imaginar mejor, lo puedes hacer mejor. Es humano ser imperfecto. Todo está bien. Lo vas a conseguir, sin duda.*

¿A quién vas a buscar cuando te miras en el espejo?

¿Te das cuenta de que casi siempre que te miras en el espejo vas a buscar a alguien que ya no existe? Casi todos nos miramos esperando encontrar la piel de los veinte años, el pecho de los veinticinco y los músculos de los treinta, cuando tenemos la piel de los cuarenta años, el pecho de los cincuenta y los músculos de los cincuenta y siete. Y es de lo más curioso pensar que muy pocos vivimos la edad que verdaderamente tenemos sino añorando tiempos pasados. Este truco mental es muy molesto, pues ni nos permite disfrutar del presente ni nos da una perspectiva real de futuro ya que hacemos planes con nuestra imagen mental de hace un montón de años y no con la corresponde al presente. Si pensamos con un poco de lógica, nos daremos cuenta de que el cuerpo que tenemos ahora está en mejores condiciones de lo que estará dentro de diez años y, aunque alcancemos nuestro peso ideal y lo mantengamos, el cuerpo del pasado ya no regresará.

El tiempo pasa. Podemos adelgazar y estar más ágiles y más fuertes, pero el cuerpo de antes no volverá. Lo que sucede es que nuestra lógica es algo que varía con nuestras emociones

La lógica varía con las emociones

¿Puede ser? ¡Si la lógica no tiene nada que ver con el corazón! ¿Estás seguro? Es lógico darle una patada a la moto cuando no arranca tras quince minutos de desesperante intento bajo la lluvia, pero no es lógico darle una patada en una bonita mañana de verano bajo un Sol radiante y arrancando a la primera. Así que ¿es lógico patear la moto, después de todo? La lógica humana tiene sus vicisitudes.

La importancia de este hecho radica en las consecuencias que produce en, precisamente, nuestras emociones. Cuando hacemos esto nos decepcionamos y nos sentimos peor. Y casi todos lo hacemos. A este cuerpo, el que tienes ahora mismo, sobre el que piensas que le sobran unos cuantos kilos, no se quedará como el cuerpo que tenías hace diez años si le quitases unos kilos, así que puede ser que, aunque adelgaces, sigas en tu persecución de la eterna juventud de todas formas. En tu fuero interno intuyes que hagas lo que hagas no lo conseguirás. Y es cierto. Hagas lo que hagas nunca tendrás diez años menos. Es la razón fundamental de que a muchos nos cueste enormemente vernos, un buen rato, completamente desnudos en un espejo. Gustarnos y aceptarnos tal como somos nos acerca mucho a la posibilidad de adelgazar para siempre, pues nos compararemos con el cuerpo presente, no con el cuerpo pasado, y nuestros progresos los mediremos con entusiasmo y realismo. Por si esta razón no fuera suficiente para enamorarnos de nuestro cuerpo, cada vez que no lo hacemos y pensamos en términos negativos de nosotros mismos estamos minando nuestra autoestima, contribuyendo a la frustración y preparándonos para vivir más momentos en los que, arrastrados por el deseo de sentirnos mejor, nos entreguemos a las autocomplacencias compulsivas que nos ofrecen las satisfacciones inmediatas tras comernos una tarta de chocolate.

3

PESO Y CALORÍAS

La verdad sobre tu sobrepeso

Seguro que en alguna ocasión has pensado en el típico hombre gordito y feliz. ¿Verdad? Cómo reconforta saber que hay gente que siendo gordita es feliz. Esa imagen de la felicidad está basada en la aceptación de uno mismo y aun siendo bien cierto que muchas personas teniendo kilos de más se sienten más felices y satisfechas que otras que son delgadas, no es más que una excusa bastante barata. Es como no decir nada. Una generalización con tanto valor como que hay algunos españoles más felices que otros. Sin lugar a dudas hay muchos factores en la vida de cualquiera que influyen en el estado de ánimo. El caso es que tú estás leyendo esto porque pesar más de lo que te gustaría influye en tu estado de ánimo, en tu autoestima, y eso es lo que realmente subyace en el sobre peso. La falta de amor propio.

La grasa nos protege. Es una manera que encontramos de desplegar un escudo protector para intentar no sentir los ataques de la vida. Ocupamos más lugar –físicamente- y estamos más *alejados* de los otros. Ganamos terreno y se lo ganamos al resto. Esto es lo que quizá haga que cuando riamos siendo gorditos se nos vea más que cuando reímos siendo delgados. ¿Se ríen más setenta kilos que cincuenta?

La complejidad de las emociones nos lleva a tramar todo tipo de artimañas para salvarnos, liberarnos de lo que nos pueda doler, alejarnos a toda costa de los peligros de la existencia, del rechazo, de la falta de amor y de aprobación. Siendo una estrategia digna de una gran inteligencia como la humana, no es perfecta, en algún momento fallará, ya que los únicos que realmente nos hacemos daño somos nosotros mismos y no hay por donde escapar. Por muy lejos que te vayas y por mucho que intentes camuflarte y disimular no puedes huir de ti. No hay nada ahí fuera que pueda dañarnos más que nuestras creencias y pensamientos. Por muy grandes que seamos y por mucho que la grasa intente protegernos, nuestro mayor enemigo está en nuestro interior. Luchar contra nosotros mismos también nos causa heridas y algunas pueden ser muy profundas. Una autoreconciliación es lo que desarrollaremos con el método que te voy a enseñar. Porque tu cuerpo eres tú, como ya hemos hablado, y todo lo que le hagas a él te lo haces a ti. A tu amor propio, a tu ser interno. Así que cuando comienzas a respetar el ritmo de comer de tu cuerpo y escuchas tu organismo te estás respetando a ti mismo y escuchando lo que tienes que decirte. Prepárate para que las cosas en tu vida comiencen a cambiar. Mantente atento porque tus células, tus ideas y pensamientos están a punto de vivir una revolución: la revolución del amor. De tu amor propio. Esto no puede sino afectar a todas las áreas de tu vida y así lo hará. El trabajo, el dinero, la salud, el amor, las relaciones, la diversión y la familia. Todas.

Si durante la lectura del método, mientras lo pones en funcionamiento, aparecen excusas: no tengo tiempo; no hay agua; aquí no puedo; Bárbara del Amo ¿quién demonios es esa?; conozco a alguien a quien no le ha funcionado; hoy estoy cansado; parecía más fácil; no tengo prisa por adelgazar puedo comenzar mañana; porque ahora no haga esta pauta no va a dejar de funcionar; es un mal momento en mi vida. Cualquier idea que aparezca por tu cabecita que esté intentando convencerte de que NO PUEDES HACERLO es una resistencia, es una excusa para seguir haciéndote daño. Cuando surjan estas ideas dite con mucho amor: *¿A quién trato de engañar? Yo sé lo que quiero, he elegido adelgazar y así será.* Tenlo bien claro: estás aprendiendo a escucharte y a respetarte, ese es realmente el trabajo. Pero recuerda, si fallas en algún momento, si te sientes débil y caes en el autoengaño, no te castigues, no te reprendas ni te regañes, trátate con cariño, hazte la pregunta *¿Cómo puedo hacerlo mejor la próxima vez?* Y comienza de nuevo. ¿Recuerdas? Siempre puedes comenzar de nuevo pues cada día comienza tu vida de nuevo.

Tú eres tus hábitos

Tus hábitos conductuales, tus hábitos de pensamientos, tus hábitos emocionales. Todos esos hábitos te definen y pesas lo que pesas porque estás habituado a pesar lo que pesas. Eso es todo. Es un hábito y un hábito se puede cambiar. Lo que comemos y cómo lo comemos nos define muchísimo principalmente porque dedicamos gran cantidad de energía a ello, mucho tiempo, muchas emociones.

Para la mayor parte de las personas que quieren perder peso la comida es un tema recurrente y protagonista en sus pensamientos, sus conversaciones y sus acciones. Bien porque están pensando lo que van a comer, comprándolo, cocinándolo, etc.; bien porque están pensando en qué comer para no engordar; o bien porque están machacándose con el tema de que no les gusta su cuerpo. El caso es que hay una cadena de hábitos que giran alrededor de la comida o las consecuencias de comer que con el método se va a romper y se va a crear una sana rutina de pensamientos, emociones y actos que te apoyen. Esto es lo que va a ayudarte a alcanzar tu peso ideal.

Alcanzar tu peso ideal

Si quieres pesar sesenta kilos y pesas noventa, no puedes esperar cambiar en tres días, necesitarás paciencia y tiempo para conseguirlo. Si vas a pesarte a la báscula cuando apenas llevas una semana de dieta y sigues pesando ochenta y ocho kilos esperando pesar setenta, te vas a llevar una gran desilusión.

Quieres adelgazar porque eres capaz de verte más delgado. Así es. Si no tuvieses una imagen de ti mismo de cómo serías si pesases menos no querrías adelgazar. Igual que si no supieses que existen los helados de fresa no querrías comerte uno. Esto que parece muy simple es algo que has de mantener. Tu imagen de ti mismo delgado. Eso es lo que te motiva y la paciencia es indispensable para alcanzar este estado. Y es vital que te des el tiempo suficiente para hacer el cambio sin desilusionarte cuando los resultados no vengan en tres días.

Los cambios verdaderos y profundos en la vida se producen poco a poco, manteniendo la visión que les motiva y con la fe que requiere creer en lo que todavía no existe. Esto demanda cierta madurez y esta es una de las cualidades que vas a desarrollar con el método. La capacidad de conseguir metas y cambios requiere crecer y dejar atrás el niño que llevamos dentro. Ese que quiere todo ya, ahora, que no puede esperar, ni es capaz de pensar en términos de futuro ni de responsabilidad. Es cuestión de crecer y pasar por el aprendizaje que esto conlleva.

Para ir interiorizando este concepto te voy a lanzar otra idea con la que quiero que te vayas familiarizando hasta que se integre en ti y en la idea de ti mismo: Pesas lo que has comido durante un año.

Pesas lo que has comido durante un año

No lo que comiste ayer, ni durante la semana pasada, ni durante el mes pasado. Pesas lo que has comido durante todo el año pasado. Los auténticos resultados de la pérdida de peso no van a aparecer mañana ya que el verdadero cambio es profundo. Depende de lo que peses ahora mismo seguramente no tardarás un año en alcanzar tu ideal, pero quiero que te manejes en este marco temporal.

Pesas lo que has comido durante todo un año y lo que pesarás dentro de un año será el resultado de lo que comas a lo largo de los siguientes 365 días. Así que tienes que verte en el contexto que realmente te ayuda a tener paciencia y a comprenderte como persona.

Este es uno de los motivos por los que las dietas no funcionan porque están enmarcadas en un tiempo que no te sirve. Perder dos kilos en una semana no te sirve para nada. ¿Sabes por qué? Bajar de peso no es una meta es una forma de ser.

Bajar de peso no es una meta es una forma de ser

Has de llegar a ser esa persona que pesa lo que pesa naturalmente y no puedes estar pagando un precio continuamente por ser natural. En realidad te está saliendo muy caro querer adelgazar continuamente en una carrera que parece no tener fin. Y esto es lo que te propongo. Deja de correr en pos de una meta y comienza a ser esa meta. Comienza a vivirla. Los esfuerzos que harás con el método son muy pequeños en comparación con cualquier dieta. Son mínimos y es una cuestión más de compromiso que de otra cosa. Ahora las excusas serán, al menos, de otra índole.

Fíjate que el negocio de perder peso está basado en los síntomas: la celulitis, la tripa, la grasa, los kilos. Pero esto seguirá reproduciéndose una y otra vez mientras no hayas hecho el cambio en tus hábitos y costumbres. Es como relajarte cuando estás de vacaciones. Está muy bien. Pero lo verdaderamente interesante es vivir relajado, si no lo consigues andarás pendiente de las vacaciones para estar bien y eso no es vida. Lo mismo sucede con las dietas. Andas pendiente de estar a dieta para adelgazar y sentirte bien. Eso no es vida.

Estar a dieta es una especie de trauma

Cuando decidimos seguir una dieta nos preparamos para un periodo traumático en nuestra vida. El cuerpo lo vive así puesto que, para la gran mayoría, estar a dieta significa sufrir. Nuestra gran motivación, que es bajar de peso y mirarnos en el espejo felices de nuestro aspecto, tiene un precio a pagar.

Sufres durante un periodo corto de tiempo para adquirir el cuerpo que deseas sabiendo que hay pocas posibilidades de que se mantenga. Tu sabiduría innata es consciente de que este sacrificio no garantiza una relación sana y duradera con la comida

Así que tu cuerpo planea su particular venganza y en cuanto termina la dieta quiere la recompensa al castigo recibido: comer lo que quiera, cuanto quiera, donde quiera. ¿Cuántas veces has engordado en las semanas consecutivas a la finalización de la dieta?. Somos muy simples en las necesidades básicas. Si nos castigamos buscaremos la compensación y en este caso se trata de comer, por lo tanto comeremos hasta que la compensación por todo lo no comido nos satisfaga.

Y, bueno, ya sabes lo que llega después: frustración- comida – satisfacción- culpa

Sin embargo no puedes comer por lo que no comiste ayer así como no puedes dormir por lo que no dormiste ayer. Lo que has comido ya está, lo que no has comido también. Intentar compensar pensando en el futuro o en el pasado es un juego mental que nos hacemos para justificar nuestros comportamientos tan humanos (ilógicos). Cuántas veces te has dicho a ti mismo frases del tipo "ya descansaré el fin de semana" o "después de Reyes me pongo a dieta" o "ayer no comí postre, hoy me como dos". A mí me deja estupefacta lo enrevesados que somos. La compensación más llamativa es la de ir al gimnasio.

El gimnasio como purgatorio

Así que vamos al gimnasio para pagar el exceso de calorías, la factura pendiente como resultado de traspasar nuestros límites. Sudamos, nos esforzamos, sufrimos las abdominales y el aeróbic convirtiendo el deporte en la penitencia expiatoria de nuestro mal comportamiento y la trasgresión de la escucha interna. En cierta medida, lejos de acercarnos con ello a ganar salud y forma física, es probable que nos distancie todavía más de nuestro indicador. Pues estamos poniendo nuestro esfuerzo en los síntomas y no en su verdadera causa. Con lo que nos entrenamos de nuevo para mirar hacia otro lado evitando mirar dentro de nosotros.

El dolor que siento al día siguiente tras haberme esforzado lo suficiente como para sufrir unas agudas agujetas me sirve de premio. Qué bien se siente uno cuando le duele el cuerpo tras hacer ejercicio. Incluso a veces dan ganas de comer. Además, está tan justificado: has gastado un montón y has de alimentarte bien si no quieres desfallecer. Pero la problemática viene al mismo tiempo que el hambre, ya que como mi indicador está obstruido, no sabré cuánto ni qué necesito comer.

Así que correr, ir al gimnasio, montar en bici y todas esas actividades que hacemos para bajar de peso están cumpliendo otro tipo de función diferente de la que aparenta como, por ejemplo, compensar la culpa.

El indicador

Las dietas, cualquiera de ellas, te ofrecen un indicador externo que puede estar científica, maravillosa y amorosamente calculado pero no será el tuyo. Tú indicador es insustituible.

Si vas a un nutricionista te dirá que tipo de comida le sirve más o menos a tu constitución. Si haces cualquier dieta restringirás alimentos y adelgazarás porque fundamentalmente comerás menos calorías. Pero medir calorías o las pautas de un experto en nutrición seguirán sin ser tus propias medidas y, con casi toda probabilidad, no te servirán de mucho al no ser que te pases toda tu vida controlando lo que comes, prohibiéndote y yendo al nutricionista. Cuando, en realidad, comer es un placer y una necesidad del cuerpo natural e inherente al ser humano. La gente que consigue adelgazar definitivamente con una dieta probablemente no lo hace por la dieta en sí, sino porque a través de ella ha encontrado la conexión con su cuerpo de nuevo y ha cambiado sus hábitos de alimentación.

Esto es lo que vamos a hacer nosotros. Encontrar el indicador, esa conexión que medirá el depósito de combustible, de energía, y que te dirá siempre cuánto, cuándo y qué comer. Para esto merece la pena pasar por las pautas un mes. Para contactar con tu cuerpo de nuevo, contigo mismo. Es una experiencia que no tiene precio. Cuando lo consigas te parecerá imposible haber estado tanto tiempo sin poder leer, escuchar o sentir tu indicador.

El indicador no es realmente el estómago pero me referiré a él como imagen del cuerpo, de tu parte física y del hambre. El indicador, en realidad, es una serie de impulsos físicos, emocionales e intelectuales que te llevan a elegir entre un alimento u otro, produce la señal de hambre y la sensación de apetencia por un alimento determinado.

4

EL AMOR Y LA COMIDA

El placer de comer, el amor propio y los otros

Comer es un placer. Lo es. Un gran placer. ¿Cómo pretendes prohibírtelo? La vida está llena de sabores, olores, texturas, gustos... Y gozarlos y disfrutarlos es casi una obligación cuando se tiene acceso a ello. Otra cosa sería que vivieses en un país en el que no hay nada de comer o que tuvieses que matar para comer. Pero no es el caso ¿Verdad?

Así que tienes la suerte de poder elegir entre un sin fin de placeres culinarios distintos y negártelo no puede ser bueno. Seguro que no es bueno. Por eso te propongo disfrutar de la comida. Por eso quiero que te reconcilies con tu cuerpo y la comida porque me gustaría que fueras más feliz, que disfrutes al máximo del placer de estar vivo y del privilegio que supone poder comer lo que quieras.

No hay alimentos mejores o peores. Olvídate de estos conceptos porque tan sólo te harán comer con recelo y no te sentará bien. Comerás, además de la comida, una buena dosis de culpabilidad de la que luego tendrás que deshacerte, a saber si, quizás, lo hagas atiborrándote con algo que satisfaga esa insatisfacción rápidamente.

En una ocasión una cliente, que estaba ya inmersa en comenzar el método y seguir las pautas, vino a verme a una sesión muy preocupada y haciéndome esta pregunta: "¿Y si me siento tan a gusto con mi cuerpo y conmigo misma cuando comience a hacer las pautas y a descubrir mi amor propio que me dan igual los kilos, me acepto tal y como soy y me olvido de adelgazar?"

Gratamente sorprendida por la comprensión del método que deducía su planteamiento y la inteligencia que desprendían sus dudas, la tranquilicé contestándola: "Si eso sucediera date cuenta de dos cosas: Primera: estarías feliz, así que no te arrepentirías porque dejarías de pensar en cosas como "debería adelgazar" o "me siento gorda" que son el tipo de ideas que te vienen a la cabeza continuamente cuando NO estás feliz con tu cuerpo. Segundo: comenzarías a adelgazar. Ya que al estar feliz no comerías para intentar compensar carencias afectivas o frustraciones. Dicho de otro modo: "si te sintieses a gusto con tu cuerpo adelgazarías"

Así que sí, es cierto, esto puede suceder, pero no lo uses como excusa para no hacer el método ya que, igualmente, cumplirías con tu objetivo. De hecho ella lo hizo. Ambas cosas: se sintió muy bien con ella misma y adelgazó.

La comida como demostración de amor

La comida es amor. Es vida. Es la salvación.

Estos son los mensajes que hay, a menudo, detrás de la comida que nos prepara nuestra madre, nuestra abuela. Quizá haya más de lo aparente detrás de tener la nevera llena e ir al mercado. Decir que no queremos comer, a depende quien, puede, incluso, causarnos un problema familiar grave. Hay personas que evitan ir a según que casas a comer cuando están a dieta para no enfrentarse al conflicto de rechazar la comida.

La mayor parte de nosotros hemos oído millones de veces siendo niños este tipo de sentencias:

Hay que comerse todo lo que hay en el plato.
Si no comes no crecerás.
Una por papá, otra por mamá, otra por el tete
Vas a ser un niño bueno y te lo vas a comer todo
Hoy te has portado muy bien, no te has dejado nada
¿De verdad te vas a ser capaz de dejar eso en el plato?
Para hacerte fuerte tienes que comer
Hasta que no te lo acabes no hay postre
Para estar sano has de terminártelo todo
Hay tantos niños que pasan hambre

Las personas que nos decían este tipo de cosas tenían sus razones y no es cuestión de criticarlas o censurarlas. Su intención era positiva aunque las consecuencias, a menudo, no hayan sido tan positivas.

Podríamos ver que las generaciones anteriores han sufrido varias guerras y todavía tienen en la sangre las hambrunas acontecidas. La principal ocupación de las madres es alimentar a sus bebés y esa responsabilidad no es tan fácil de llevar. Comer es la diferencia entre vivir o morir. Además han preparado la comida, hecho la compra, puesto la mesa, han pensado el menú y ahora tú no te lo quieres acabar ¡Por favor! Un poco de respeto. Así que agradar a tus cuidadores era fundamental para ti pues aprendiste muy bien que comerlo todo significaba cariños y piropos. Cuando somos pequeños buscamos constantemente que nuestros padres y nuestros cuidadores nos quieran, buscamos su aprobación y la comida es una manera más de conseguirlo.

Por eso se podría decir que no comer es casi como rechazar el amor. Igual que comer mucho es intentar compensar la falta de amor.

Las costumbres alimenticias de nuestros padres también las heredamos como heredamos la receta de la tarta de queso. Si nuestros padres comían mucho querrán que nosotros también lo hagamos. La imitación de los modos paternos es parte de nuestro crecimiento. Yo no creo que sea genético que una familia sea toda gordita. Es más un traspaso de hábitos, una herencia de costumbres que hacemos nuestras. Pero nuestros genes se encuentran en perfecto estado. Tan perfectos como los de la familia de delgados.

Lo que crees de ti mismo

Las personas que se mantienen delgadas tienen, además, creencias sobre su cuerpo y la comida diferentes a los que tienen las personas con tendencia a engordar. Si crees que eres gordito, así será. Te encontrarás comiendo más de la cuenta muy a menudo. Tu mente tiende a reproducir una y otra vez sus creencias en la realidad. Necesitas comprobar lo que crees y te sucederá constantemente. Si tienes tendencia a ganar peso puede que creas algunas cosas como estas:

Me cuesta mucho mantenerme delgado
Que mala suerte ser gordito
Todo lo que como me engorda

En cambio si eres delgado y no te cuesta mantener tu peso, seguramente creerás cosas de este estilo:

Coma lo que coma me mantengo delgado

Qué suerte tengo de ser delgado
Me gusta mi cuerpo

Lo que creemos de nosotros determina nuestras experiencias en la vida y cuando actuamos de forma contradictoria a lo que internamente creemos no nos sentimos muy bien o necesitamos mucho más esfuerzo para alcanzar nuestras metas. Trabajar para cambiar tus creencias aceleraría el proceso aunque el método funcionará trabajes conscientemente en cambiarlas o no, pues al llevar a cabo las pautas tus creencias cambiarán. Seguro.

5

TODO ES COMIDA

Calorías mentales y reales. Tus creencias.

"Esto no es comer" De nuevo nuestro cerebro distingue por su propia cuenta en vez de contactar con el cuerpo. A menudo escucho este comentario "pero eso no es comida" refiriéndose a que han comido un bocadillo o un sandwich antes de comer. Todo es comida pero tu mente no lo registra como tal. Para la mente la comida-comida tiene que ver, en casi todos nosotros, con una mesa puesta, cubiertos, servilletas, primer plato, segundo plato y postre. De tal manera que muchas veces pensamos que no hemos comido y llevamos todo el día picando. Al cuerpo le es indiferente que hayas comido en un buen restaurante, en casa de la abuela o sandwiches y coca cola. Todo es comida. A tu indicador le da igual que le des combustible super o normal, igualmente le sirve para funcionar y para subir de nivel.

Las calorías existen, claro, y algunos alimentos tienen más que otros pero esto lo sabrá tu indicador en cuanto lo desempolves y funcione de nuevo. Si comes algo hipercalórico tu cuerpo detectará que lo ha consumido, el indicador cambiará de posición y hasta que no baje tu estómago no pedirá de nuevo. De hecho esto será lo natural para ti en cuanto hayas hecho el método.

Las calorías no se miden en la cabeza sino en el cuerpo.

¿Esto engorda?

Una pregunta con todo un trasfondo que se hacen los que no quieren engordar. ¿Qué quiere decir *esto engorda*?

Te voy a dar una respuesta que no te va a gustar nada TODO ENGORDA si tienes suficiente y comes de más. NADA ENGORDA si lo que comes se convierte en energía que consumes. No vuelvas a hacerte esa pregunta. Es como preguntarte si la lluvia moja: si tienes paraguas no, si no tienes sí. El agua es agua. La comida es comida. Y te recuerdo que siempre es comida aunque te parezca más comida un bistec con patatas que una ensalada o un bocadillo de jamón.

Borra de tu mente en este momento que hay alimentos que engordan y otros no.

Hay otro motivo que me gustaría que comprendieras para que cambiara tu forma de hablar respecto a las calorías. Cuando le dices a tu mente la palabra "engordar" o "calorías" aumentan las posibilidades de que esas calorías tarden en disolverse y de que engordes. Cuando dices algo así se ponen en marcha todas las creencias que te identifican con sentirte gordo y las consecuencias serán peores, comerás como para engordar, como comería un gordo. ¿Qué tal? Mejor no pensar así, ¿verdad?

La alternativa que te propongo es decirte "cómo me gusta esto, qué placer comerlo", en vez de pensar en las calorías. Sustituye medir calorías por medir el placer que te produce.

Las calorías

Tu cuerpo sabe medir las calorías de los alimentos. Por eso los productos light no sirven para nada. Si te tomas una cola con todo el azúcar saciará además de la sed el hambre, si te la tomas con un edulcorante no te quitará las ganas de comer y buscarás saciarte con otra cosa. Además están todos los cálculos mentales que haces cuando comes light. "Tomo cola light y así puedo comer más patatas. Me compro el queso sin grasa y me tomo las fresas con nata" ¿Puedes pensar en algunas compensaciones de tu propia autoría?

¿De verdad crees que te estás engañando? El cuerpo no engaña, es lo bueno, la ventaja de querer adelgazar con respecto a otros retos. Salta a la vista. No hace falta ni que te peses. Observa cuanta gente que está gordita toma bebidas light y edulcorantes. Parece que no hacen efecto ¿verdad?

En este tema (como en muchos otros) fiarte de tus cálculos mentales es un error. Sin darte cuenta pasas todo el día pesando en cuánto comiste al mediodía, cuantas calorías llevas, si esta comida era muy grasienta y si este postre era muy dulce. Pero todas esas ideas salen de tu cabeza no de tu estómago. Como ya hemos visto, y seguiremos aprendiendo, tu mente no tiene las respuestas sino tu cuerpo. Tu cerebro está cumpliendo con sus hábitos y creencias. Que, como puedes ver, cuando te miras en el espejo, no son las de un cuerpo delgado. Las calorías no se miden en la cabeza.

Cómo funciona un cuerpo delgado

Pregúntale a alguien que mantenga sin esfuerzo su peso ideal cómo lo hace. Seguramente te dirá que nada especial. Pero esto no es del todo cierto, para ti. Para ti un delgado hace muchas cosas especiales que puedes imitar, es más, te aconsejo que si tienes a alguien delgado cerca (delgado naturalmente delgado) lo observes y anotes sus costumbres en relación con la comida. Las personas delgadas hacen muchas cosas especiales aunque no son conscientes, puesto que son hábitos y forman parte de su rutina, de su forma de ser. Tanto es así que sin darse cuenta de que están en contacto con su cuerpo, le escuchan y obedecen. Alguien que sea de esta manera no podrá comer el postre aunque sea el más exquisito del mundo si está lleno. Tendrá que esperar a que baje el depósito del combustible y a que el indicador emita la señal de "hay hueco". De todas las funciones habituales del cuerpo la digestión es en la que gasta más energía, es decir, calorías. Por esto si esperas una hora tras comer puede que te quepa el postre, porque ya habrá bajado el indicador del depósito energético.

Cuando estamos enfermos nuestro cuerpo está utilizando casi toda su fuerza en mantenernos con vida y en sanarnos. Está muy ocupado luchando contra la enfermedad, la fiebre y el dolor así que lo lógico es que no quiera comer, porque si come tendrá que desviar parte de esta energía que dedica a curarte a hacer la digestión y tardará más en acabar con lo que es la función más importante y urgente: curarse. Así que no emite la señal de hambre porque está funcionando correctamente. Por eso cuando uno comienza a recuperarse vuelve el hambre. Es una buena señal que quiere decir que la batalla por combatir el malestar está a punto de terminar y tu cuerpo es capaz de aceptar el desgaste energético que le supone digerir.

Es sorprendente la de gente que no se escucha en absoluto. La diferencia está en escucharse y no dejarse guiar por las imágenes mentales.

Podemos comentar el caso de los deportistas, por ejemplo, que cuando están en pleno rendimiento consumen una cantidad inmensa de comida y calorías. Llegado el momento de cesar los entrenamientos su mente, que está acostumbrada a comer tres platos de pasta, no puede ni pensar en comerse uno sólo. Y muchos de ellos engordan cuando dejan de entrenar porque su cerebro no puede renunciar a esos hábitos. Para muchos la señal de hambre equivale a comer tres veces lo que comerían sin haber entrenado así que, cuando dejan de hacer ejercicio y de consumir las calorías equivalentes pero su mente sigue queriendo tres veces más de lo que realmente necesitan, comienzan los problemas.

Hagas deporte o no, cuando consigas ese contacto con tu propio organismo y sistema de comunicación interna comerás más sólo cuando hayas gastado más. Si corres cada mañana y una mañana no corres, no tendrás tanta hambre como habitualmente. Tu indicador se guiará por tu cuerpo no por tu mente.

No te peses más

Pesarte es una manera de decirte "no creo en mí, no estoy en contacto con mi cuerpo, la balanza sabe más que yo, no quiero ver, no quiero saber, no me quiero escuchar"

Piénsalo, no hace te hace falta pesarte para saber cómo estás de delgado o gordo. Eso es algo que sabemos sin subirnos a la balanza. Es un dato al que la gente le da muchas vueltas pero es sólo un dato y por mucho que te peses no van a cambiar las cosas. Es como contar una y otra vez el dinero en la cuenta. No causa ningún efecto sobre el dinero, sobre tu mente sí. Y es a la mente a la que tenemos que entrenar para que cambie sus pautas, en este momento no es fiable, así que no le des información que no sepa manejar. No te peses, por favor. Sigue las pautas, contacta con tu sistema de comunicación y comienza a confiar en ti mismo. Yo aun te diría más: deshazte de la báscula. Regálala, tírala o véndela. Sabes cuánto pesas sin pesarte como sabes si tienes hambre sin mirar el reloj.

Tener hambre

¿Sabes cuando tienes hambre? ¡Nuestro cuerpo sabe esa diferencia!!!¡Ha nacido sabiéndola!!. Un bebé sabe hacer muy pocas cosas por si solo cuando nace, entre ellas, mamar, es decir, comer. Y un bebé cuando ya no quiere más, no quiere más. Es imposible hacer comer a un bebé que no tiene apetito. O sea, que tu ya sabías lo que era tener hambre antes de leer esto. Naciste sabiéndolo y ahora lo vas a redescubrir.

Fíjate en qué sucede cuando tienes hambre: Jugos gástricos, dolor de estómago, apetito, salivación: señales físicas; hay aspecto sensorial o intuitivo que te hace querer dulce o salado, queso o chocolate: apetencia de ciertos sabores; y también se desencadenan emociones que pueden ser de alegría, ilusión o deseo. Cuando tienes hambre se activan muchos estímulos internos, señales que provienen del interior y que te llevan a la acción de comer. Cuanta más conexión establezcas con tu organismo, más ajustadas serán las señales que te llevarán a tener preferencias realmente sutiles sobre el tipo de lechuga que realmente te comerías o si una cucharada más o media de sopa es lo que te satisface. Todo esto quiere decir que te has conectado y que distingues las ganas de comer con las de otras emociones de las que ya hemos hablado. Tener hambre tiene muchos matices. Pregúntaselo a una mujer embarazada que te dirá muchas veces "tengo hambre de..."

Lee con atención las siguientes frases y mira a ver si te puedes identificar con algunas:

-Como el postre aunque ya no pueda más.

-A menudo soy el primero en acabar lo que hay en el plato.

-Cuando veo a personas muy delgadas pienso en todo lo que han de sufrir para estar así.

-Puede que esté gordo pero soy feliz.

-Tengo pensamientos constantes sobre qué voy a comer, cuando y dónde.

-Si me invitan a una cena pienso más en la comida que en la conversación y los amigos.

-Llevo a dieta desde que recuerdo

-En mi casa tenías que acabarte todo lo que había en el plato

-Como a escondidas cuando nadie me ve.

-Me he de parar a propósito cuando estoy comiendo, parece que nunca me sacio

-Leo las calorías en los paquetes de alimentos.

-Bebo productos light o uso edulcorantes en vez de azúcar

-Con fuerza de voluntad soy capaz de adelgazar lo que quiera. Siempre estoy a tiempo.

- Mi metabolismo es así.

- Es de familia

- Tardo mucho en elegir la ropa, todo me sienta fatal

- En la playa o la piscina me siento inferior o acomplejado

- Me peso a menudo

Si te identificas con alguno de estos pensamientos quiere decir que lo mejor que puedes hacer ahora mismo es seguir el método y llevar a cabo las pautas peses lo que peses.

6

EL PESO REAL

Pesar es un hábito

C-G=P

Lo que como menos lo que gasto es igual a mi peso.

Hay una creencia generaliza que dice que depende de tu metabolismo lo gordo que estés. Pero en realidad cada metabolismo tiene una manera de saber si necesita comer más o no y si éste no funciona bien es cuando ganamos más peso del que realmente necesitamos. En general podríamos decir que no hay gente que tienda a engordar y gente que no. Nuestro peso es igual a lo que ingerimos menos lo que consumimos. Hay gente que sabe equilibrarse y gente que no.

Pensarás que hay personas que comen más que tú pero están más delgadas y personas que comen menos que tú y están más gordas. Pero en realidad no sabes de verdad lo que comen estas personas y lo que gastan. Te aseguro que esta fórmula no falla, exceptuando enfermedades y casos especiales, que son un porcentaje muy pequeño. Lo que sucede es que cuando alguien te dice "como lo que quiero y no engordo" lo que realmente te está diciendo es "escucho a mi cuerpo para comer". Conscientemente o no estas personas escuchan las necesidades de su cuerpo cuando comen y beben.

Pesas más de lo que te gustaría porque estás acostumbrado a pesar más de lo que te gustaría

Saber comer es escuchar al cuerpo, es saber cuando necesitas y cuando no necesitas comer y acatarlo.

Aprender a comer es como aprender a echarle gasolina a un coche. Si le echas demasiada llegaría un momento en el que la gasolina inundaría el coche y no podrías ver el indicador. Sabrás que has de echar gasolina porque eso era lo que solías hacer cada 300 kilómetros, como sabes que toca comer porque son las tres de la tarde, pero no sabrás si realmente tienes hambre pues el indicador esta tapado. Te fías de guías externos y no internos. "Es la hora de comer" "Hoy no he comido nada" "Este alimento es bajo en calorías".

Los elementos externos

En la sociedad hay miles de indicadores de cómo debes comer y de cómo debe ser tu cuerpo. Sin embargo, como puedes intuir, tú eres un ser único y la comparación es el peor de los agravios pues en una situación como en la que te encuentras el camino más corto es escucharte a ti mismo y no a los demás. Pensarás que escucharme a mí es quebrantar esta norma, sin embargo, yo te estoy enseñando a entablar de nuevo un contacto íntimo contigo mismo del que puedas fiarte. No a escucharme a mí, sino a escucharte a ti. Una relación con tu cuerpo que se base en lo que tú necesitas y no en un baremo que se encuentra fuera de tu alcance.

Cuando comes, tus costumbres y tu personalidad también comen. Quiero decir con esto que comes igual que eres, en esta acción entra en juego toda tu forma de ser. Así te puedo asegurar que este método no sólo cambiará tu manera de comer y relacionarte con la comida, cambiará muchas otras cosas y relaciones en las que no te escuches a ti mismo.

El objetivo de perder peso es aprender a comer, es reconocer cuando el indicador de tu vehículo ya está lleno y no necesita más combustible. También es reconocer cuando lo necesita. Así que tu objetivo no es realmente perder unos cuantos kilos sino que tu cuerpo los equilibre y que nunca más tenga que ser el exterior el que se ocupe de esta función con la que naciste.

Los indicadores externos pueden ser una guía pero tu propio indicador es insustituible. Intentamos sustituir nuestro indicador con otros porque hemos perdido la señal. Es entonces cuando en vez de mirarnos para saber si sabemos cuánto queremos comer, medimos las calorías o valoramos el contenido de lo que comemos.

Todos estamos equipados con una tecnología muy sofisticada, la más sofisticada que existe: nuestro cuerpo, para indicarnos cuándo, cuánto y qué comer.

Cuándo, cuánto y qué comer.

Prácticamente cualquier intento de buscar fuera de nosotros nos dará como resultado ganar peso de nuevo o un control de por vida de las calorías que ingerimos.

Comer controlando lo que se come es una de las peores pesadillas que se pueden vivir. Por lo duradera y persistente. Comes demasiadas veces al día y tu cuerpo está contigo continuamente como para andar de policía de ti mismo. ¿Sí? Seguramente no hace falta que te cuente más pues sabes muy bien de lo que hablo.

La mayoría de las personas en el mundo occidental, comemos muchas veces al día, un mínimo de tres, así que no relacionarnos bien con esta parte tan vital de nuestra existencia nos puede quitar mucha energía y complicarnos la vida innecesariamente. Y la vida ya tiene muchas cosas complicadas para que algo tan esencial, como es comer, se convierta en una tortura, ¿verdad?

La comida no sólo incluye el hecho en sí de comer sino la planificación, compra y preparación. Por eso muchas de las personas que intentan controlar el peso pasan gran parte de su vida pensando en comida. Para muchos es una auténtica obsesión. Hay una parte de ellos que no se fía pues interiormente saben que su "indicador" está obstruido y no funciona o no lo pueden ver. Este libro y el seguimiento continuado de las tres pautas rescatará tu propio indicador que, te recuerdo, es **insustituible**. El paso hacia una relación de eterna cooperación con tu cuerpo es comenzar a afinar tu oído y escucharle.

¿Escuchas a tu cuerpo?

Tu cuerpo sabe perfectamente qué quiere comer, cuándo quiere comer y cuanto quiere comer. ¿Escuchas a tu cuerpo?

Quizás lo hagas pero lo ignoras.

Quizás ya no lo escuches.

Quizás lo escuchas pero no distingues la señal.

El asunto del peso es muy curioso puesto que es algo que no podemos ocultar. Esto lo convierte en una gran ventaja cuando lo hemos conseguido, porque lo vemos y una desventaja cuando no lo hemos conseguido, porque lo vemos. La recompensa es visible, es tangible. Es una gran recompensa.

Y este es otro punto que quiero recalcar. Es importante para motivarse apropiadamente el aceptar que lo que peso hoy es el resultado de todo lo que he comido durante todo el año y la recompensa vendrá también despacio.

Forzarte a comer menos no es igual a querer comer menos.
Estás gordo porque estás acostumbrado a estar gordo
Estás delgado porque te has acostumbrado a estar delgado
Una costumbre es algo que haces sin esfuerzo.
Estás acostumbrado.

No lo intentes, hazlo

Si has leído todo lo anterior y tienes muchas ganas de ponerte en marcha ¡Adelante!

Y si, por lo contrario, no te sientes todavía convencido de que el momento para comenzar es ahora, de que estás preparado, tienes ganas de comprometerte y dar el cambio definitivo a tu manera de comer, léete de nuevo la primera parte hasta que te convenzas. Es mejor que no gastes muchos cartuchos de autoconfianza comenzando sin motivación o intentándolo "por si acaso". Intentar es un verbo que utilizamos para quitarnos poder muy frecuentemente. No lo intentes, hazlo.

Intentar es una manera de empezar con poca fuerza. ¿Qué quiere decir intentar? En serio ¿qué quieres decir con intentarlo?. Esto es lo que yo creo: intentar es igual a poner tan sólo una parte de mi; a no involucrarme del todo, evitar el compromiso, guardarme un as en la manga y seguir considerando otras opciones. Todas ellas señales de que no estás del todo dispuesto a hacerlo. Intentar es dejar la puerta abierta al fracaso. Es como decir "lo probaré a ver si funciona". No lo pruebes, hazlo.

Hacer. Lo voy a hacer. Eso te da poder. Si no estás preparado no lo hagas pero si lo haces, hazlo. No lo intentes. Cuántos ganadores del Roland Garrós piensas que lo han ganado intentado ganar y cuantos crees que han jugado para ganar.

Que te lo cuente otra persona no es suficiente, has de leer tú y seguir tú las pautas tal y como te las explico en la segunda parte. Leer un resumen en internet tampoco te va a servir. Hay un motivo detrás de cada una de las ideas que desarrollo en este texto. De hecho, a mis clientes, en la consulta de coaching, les hago un seguimiento para reforzar su compromiso hasta que lo consiguen. Las sesiones conmigo les sirven enormemente para reforzar su compromiso, es decir, para creer en ellos y no rendirse a las excusas que llegan sin previo aviso y sin advertencias. Llegarán y cuando lo hagan tan sólo tendrás una manera de reconocerlas: van en contra de seguir las pautas.

Si necesitas mi ayuda puedes contactar conmigo. En la última página encontrarás toda la información que necesitas para hacerlo.

Así que te lo repito: si lo vas a intentar lee de nuevo el capítulo anterior, haz cualquier otra cosa pero no comiences el método. Si, en cambio, estás convencido y lo quieres HACER PARA GANAR ¿A qué esperas?

SEGUNDA PARTE

~~~~~~~~~~~~~~~~

El método. Pasa a la acción

~~~~~~~~~~~~~~~~

7

INDICACIONES
SOBRE EL ÉXITO

Comienza sobre seguro

Has decidido ganar y has llegado hasta aquí. Enhorabuena.

Yo te garantizo que si sigues las pautas y lo haces constantemente durante un mes (no menos de veinticinco días) perderás peso. No te puedo decir cuánto porque depende de tu peso actual, pero perderás segura y permanentemente. Aunque ese no será el resultado más llamativo pues hasta que realmente te llame la atención pasarán unos cuantos meses en los que irás comprobando que tu peso se ha estabilizado y te gusta. Te sentirás más confiado, con poder, liberado y ligero. Y esto también te lo garantizo.

Cuando haya pasado una semana tu vida habrá dado un giro inevitable. En tan sólo tres días vas a conocerte de nuevo. Descubrirás cosas sorprendentes sobre ti mismo, las personas con las que compartes y la vida en general.

Cuando hayas terminado el periodo de entrenamiento la relación con tu cuerpo será tan diferente que te parecerá imposible ser como eras antes.

Asegúrate el éxito

Vas a comenzar un sistema de cambio de hábitos y es imprescindible que lo sigas al pie de la letra. Es la garantía de éxito. Tras leerte la primera parte en la que te explico el por qué y el para qué lo haces, es el momento de pasar a la acción. En tus actos reflejas tus hábitos, tus creencias y es, desde ahí, que vamos a trabajar, con tus acciones. Cada vez que hagas una de las pautas estarás regrabando tu disco duro. Cada acto cuenta. Cada uno reafirma tus hábitos. Por eso insisto en que cada vez que comes tienes la oportunidad de adelgazar para siempre.

Puedes comenzar estés en el momento de tu vida que estés. Comer es algo muy simple y lo haces siempre. Es indiferente que estés de vacaciones, trabajando, estudiando, pasando un momento estresante en tu vida o una época feliz. Algo es seguro: comes. Y ese es el único requisito para hacer el método, que comas.

Guarda el secreto

Lleva el método en privado. Procura no compartirlo. Si haces a otros cómplices de tu proceso de habituación mermará tu poder de elegir y puede ser contraproducente. Piensa que el único responsable de los resultados eres tú. Las opiniones de otros podrían, además, mellar en tu voluntad o provocar que te replantees el sistema una vez hayas comenzado. Así que hazlo por ti y para ti. Si alguien se extraña viéndote hacer las pautas busca una excusa, invéntate algo que lo justifique ante los ojos de otros y disimula. Ya les contarás a todos cuando haya pasado y te pregunten ¿qué haces que estás tan bien?

Come lo que te apetezca cuando te apetezca

Olvídate de las calorías que consumes y de qué alimentos te hacen engordar menos, ya hemos hablado de esto antes y sabes que no es tu objetivo. Todo es comida. Deja de medir calorías, tomar alimentos y bebidas light y edulcorantes. Cuando te dices a ti mismo "tomaré esto light para no engordar" te estás llamando gordo. Cuanto más convencido estés de que eres gordo, más te costará adelgazar, pues si tu mente cree que eres gordo tendrá que mantener a tu cuerpo gordito.

Desengánchate de los pensamientos reiterativos sobre lo que está bien o no. Esta manera de pensar no pertenece al ser básico que necesita comer y tener sexo para estar feliz. Pertenecen a uno que tiene las necesidades básicas cubiertas y puede permitirse el lujo de andar pensando en calorías en vez de en comer cuando haya. De tan básico que es, cuando lo pensamos y repensamos pierde la gracia, igual que el sexo. Si le das muchas vueltas dejas de disfrutar y al fin y al cabo ¡de eso se trata!

En un principio seguramente tenderás a pensar que va a ser un desastre. Es normal. En cuanto lleves unos días te darás cuenta de que tu manera de comer está cambiando y comprenderás porque te digo esto.

Come lo que te apetezca cuando te apetezca. Tal y como haría alguien delgado.

Actúa como si YA fueses delgado

Te voy a contar un truco que uso en mi vida diariamente y enseño a mis clientes para que lo comprendas mejor. Cuando haces algo que te crea inseguridad bien porque es la primera vez bien porque este es un tema delicado para ti, actúa sintiéndote como si ya estuviese superado. Por ejemplo: voy a dar una conferencia por primera vez delante de quinientas personas y estoy muy nerviosa. Así que antes de darla, me tomo unos minutos y me creo una historia que me haga sentir como si ya fuese una experta en dar conferencias. Me cuento que he estado dando conferencias por todo el país durante la temporada y esta es solamente una de tantas. Pongo todo mi cuerpo en esa situación y me digo cosas como "soy una experta en este tema y aun así sigo sintiendo la excitación de primer día".

Cuando comas siente que YA eres delgado y que comes por puro placer. Aunque sea fingir te dará resultados. Todos llevamos un gran actor dentro, tal y como aprenden los actores te has de meter en la piel del personaje. Ahora estamos construyendo tu nueva personalidad que es delgada y escucha su cuerpo. En un principio te parecerá un teatrillo. Está bien. Ha de ser así.

Reinventarte

Querer adelgazar tiene que ver con escucharse, es decir, quererse a uno mismo. Dicho de otra manera: sabes que para adelgazar tienes que reinventar la relación que tienes contigo mismo. No puedes seguir sin hacerte caso, sin oír lo que tu cuerpo tiene que decirte. Si lo hicieras, si pudieras hablar con tu cuerpo, lo primero que te diría sería algo así como "no necesito comer más". Así que te voy a proponer un ejercicio para que comiences a escucharte.

Me gustaría que contestaras a las preguntas que te ofrezco a continuación. En un papel escribe todo lo que se te ocurra tras leer la pregunta. A mis clientes les suelo pedir que acepten la primera respuesta como buena y, a continuación, todas las que vengan detrás. O sea, no las juzgues ni las elijas como si unas fuesen las válidas y otras no.

Piénsalo un momento. Este puede ser un proceso mental que te sucede con la comida. Tu primera idea es "ya he comido bastante" pero no te vale y entonces viene otra que dice "está bueno, merece la pena tomar otro plato" y cuando te quieres dar cuenta estás arrepintiéndote del tercer plato de paella. Pero ¿Y si te hubieses quedado en el "ya he comido bastante"?

Comienza ahora a entrenarte en escuchar lo que te dice tu cuerpo (lo que tú mismo te dices) y contesta lo que realmente hay en tu mente.

Por favor, sé todo lo sincero que puedas, es para que adelgaces.

1. ¿Para qué quieres adelgazar?
2. ¿Para qué más...?
3. Y también para...
4. Además de lo anterior quiero adelgazar para...
5. ¿Qué beneficios te da tener sobre peso? (Sí, sí, te los da)
6. ¿Qué ventajas tiene pesar más de lo que te gustaría?
7. ¿Qué beneficios les da a los de tu alrededor que tengas sobrepeso?
8. ¿Qué cambiaría en tu vida si tuvieses tu peso ideal?
9. ¿Qué cambiaría en la vida de los que te rodean si tuvieses tu peso ideal?
10. ¿Qué harías si pesases lo que quieres pesar?
11. ¿Qué no harías si pesases lo que quieres pesar?
12. ¿Qué cambiaría en tu vida si lograses adelgazar y mantenerte?
13. ¿Qué no cambiaría en tu vida?

Por favor repasa todas tus respuestas. Busca y encuentra los patrones ocultos que se esconden tras tu sobre peso. Para inspirarte puedes consultar las respuestas de otros en mi pag web. No vale copiar, tan solo inspirarte.

Continúa explorando

Empieza a tener una actitud despejada y despierta a la hora de comer junto con todo los rituales que la rodean. No le tengas miedo a tus pensamientos y emociones, quédate atento y verás que son patrones que repites.

¿Hay lugares en donde comes más o donde comes menos?

"Como más en casa de mi madre; cuando salgo a comer fuera; cuando cocinan otros; cuando estoy a solas; cuando estoy en compañía"

Cuando llegas a casa

-¿Llegas y abres la nevera?

-¿Vas a la cocina?

- ¿Te sientas con una cerveza?

Cuando vas a la compra

¿ Repasas mentalmente prohibiéndote alimentos?

¿Eliges los que más te gustan?

¿Quizá elijas alimentos bajos en calorías algunos productos pero luego compensas con otros que tienen muchas?

Cuando estás estresado

¿Utilizas la comida para hacer descansos como si fuesen cigarros?

Cuando estás relajado

¿Utilizas la comida como elemento fundamental para crear el ambiente relajante?

¿Tengo una hora de comer en la que me es imposible no comer?

" Me podría saltar la comida pero no la cena o el desayuno"

Quédate por unos días siendo tu propio observador, sin criticarte ni juzgarte, y descubre algunos tus hábitos de pensamientos y emocionales. Si llevas mucho tiempo a dieta seguramente ya habrás observado estos detalles. Repásalos de nuevo. Anótalos. Como si fueras el detective de tu propia vida. Sigue investigando y anota en estas páginas las averiguaciones que hagas sobre tu comportamiento conductual, mental y emocional con la comida.

_____

_____

_____

_____

_____

_____

_____

_____

_____

_____

_____

_____

_____

_____

8

LAS PAUTAS

Tres pautas que cambiarán tu forma de comer para siempre

1ª PAUTA

Te presento la primera pauta que te acompañará, seguramente, mucho más allá del proceso.

VASO DE AGUA

Consiste en beber un vaso de agua antes de ingerir comida o bebida.

Cualquier comida o cualquier bebida excepto agua. Antes de una bolsa de patatas fritas o una cerveza. Antes de una cocacola, café con leche, bocadillo, sopa, chocolate y solamente al principio.

Es decir, que si te tomas una cerveza y después otra tan sólo has de beber el vaso de agua con la primera. O si comes una sopa y luego un filete sólo has de beber el agua antes de la sopa.

Como ves esta pauta es física y tangible, no tiene mucha psicología, aparentemente.

Es muy importante aprender a distinguir cuando nuestro cuerpo nos está indicando que tiene sed y cuando nos está indicando que tiene hambre. A menudo confundimos estas dos señales pues no estamos acostumbrados a escuchar el indicador. Sentimos que nuestro cuerpo quiere ingerir algo pero es como confundir el indicador de la gasolina con el del aceite. Nuestro cuerpo indica algo pero hace tanto tiempo que actuamos más por costumbre que por una auténtica necesidad de llenar nuestro depósito que puede que ya no podamos distinguir entre beber o comer. Así que nos dirigimos a la nevera con la llamada de saciar algo pero no sabemos bien qué es realmente, nos encontramos con el queso y el jamón y comemos.

Además, con esta pauta nos damos un poco más de tiempo para conectar con nuestro cuerpo. De tal forma que tras beber el vaso de agua puede que las ganas comer desaparezcan. Si así ocurre podremos elegir no proseguir y esperar de nuevo a la señal del cuerpo.

Qué conseguimos siguiendo esta pauta:

* Distinguir la sed del hambre.
Darnos la oportunidad de conectar con el cuerpo y la señal del indicador.

Con esta pauta puede aparecer la resistencia de no tener agua a mano para llevarla a cabo. Yo te aconsejo que portes contigo una botella de agua para que esta excusa se dé lo menos posible.

2ª PAUTA

La segunda pauta es más mental,
aquí esta:

PORQUE YO LO ELIJO

Cuando tienes ganas de comer, sin juzgar si es correcto o no, te preguntas
¿Quiero comer realmente esto?
Esta es la pregunta y ha de ser formulada de esta forma.
¿Quiero comer esto realmente?
"¿Quiero comer el pescado realmente?"
"¿Quiero comer el bistec realmente? "
"¿Quiero comer la manzana realmente?"
Y mientras hago la pregunta me enfoco en el estómago. Pienso en el estómago.
Como si estuviese haciéndole la pregunta al estómago.
Espero uno segundos y escucho la respuesta, sin juzgar si es la que quiero
oír, simplemente la escucho.
La respuesta puede ser SÍ o puede ser NO. Entonces -**y esto es lo importante**-
eliges qué quieres hacer.
"Elijo comer" o "Elijo no comer"
Y lo respetas.

No hay una respuesta mejor que otra pues lo que estamos buscando
no es una respuesta determinada sino el respetar nuestra elección, es decir
nuestra voluntad.

Puede que me pregunte *¿quiero comer estas patatillas realmente?* Y la
respuesta sea sí pero yo elija no comerlas así como puede ocurrir que la
respuesta sea NO y elija comerlas.

En esta pauta desarrollamos y aprendemos hábitos fundamentales para
escuchar nuestro indicador y decidimos lo que queremos hacer. Puede que
quiera comer pero elija no hacerlo. Y puede que quiera comer y elija hacerlo.
Aquí es donde vamos a aprender que somos los capitanes del barco. Así
entrenaremos la voluntad. Ya que la voluntad no es algo forzado, la verdadera
voluntad proviene del poder de elegir. Ser conscientes de que somos nosotros
elegimos y podríamos elegir de otra manera.

En ocasiones las circunstancias nos llevarán a comer aunque la respuesta
sea negativa. Cuando, por ejemplo, estamos invitados en una casa con poca
gente y decir que no causaría un perjuicio considerable al disfrute de la
ocasión. Por no mencionar conflictos con familiares a los que la comida

que nos dan tiene virtualmente forma de caricia, de gesto cariñoso hacia nosotros. Puede pasar que aunque la respuesta sea no, yo elija comer por que creo que me hará más feliz en esa ocasión.

Con esta segunda pauta nos acostumbramos a mirar el indicador, a saber que nos dice. Tomando contacto de nuevo con nuestra capacidad de decisión y pasando por el conocimiento de que hay un indicador en nuestro cuerpo que nos señala el paso a tomar. Nuestro cuerpo que somos nosotros mismos. ¿Sí? A través de la comida tomamos conciencia de nuestro cuerpo.

Una vez escuchado el indicador nos toca elegir. Ahora mismo ni escuchas el indicador ni eliges. Así que esta pauta te va a ayudar muchísimo.

Si elegimos no comer esperaremos a la próxima señal de volver a hacerlo y pasaremos de nuevo el cuestionario por el estómago.

¿Quiero comer realmente?

Y la respuesta...

Elijo comer o elijo no comer.

Lo que estamos ejercitando aquí es nuestro poder de elegir cuando hacemos la pregunta, la contestamos y elegimos, no estamos ejercitando lo que comemos. Así que sea lo sea lo que queremos comer no nos hemos de centrar en la cantidad o en la compensación por lo comido sino en la pregunta, la respuesta y nuestra elección.

Respetando siempre la respuesta. Respetando siempre nuestra voluntad. Pues la voluntad juega un papel muy importante para cambiar nuestra costumbre antigua de engordar.

- Qué conseguimos siguiendo esta pauta:

*Ejercitar nuestro poder de elegir. El aprendizaje básico para superar cualquier adicción

*Conectar con nuestro cuerpo profundamente sabiendo qué es lo que realmente queremos.

* Aprender a entablar un diálogo interno y una comunicación interior fluida.

3ª PAUTA

La tercera pauta es muy contundente y va a retar, directamente y sin escrúpulos,
tus creencias y tus hábitos.
Es una terapia de shock para tu cerebro.
Aquí la tienes:

TIRAR 1/4

Cada vez que comas o bebas calcularás un cuarto de la porción y la tirarás.

Sí, sí, la tirarás a la basura.

Es muy importante que para que esta pauta surta el efecto esperado tiremos realmente la comida o bebida. De tal manera que no la guardemos en la nevera de nuevo, ni la conservemos para más adelante, ni se la demos a otra persona o animal. Lo tienes que tirar.

Esta pauta va directamente a reeducar al niño o niña que aprendió a comer como comes y que te ha llevado a tener una manera de comer que te hace tener un peso que no es el adecuado para ti. Ese niño que buscaba la aprobación de los adultos, ese niño al que aplaudían cuando lo terminaba todo y repetía. Entonces te sirvió pero ahora no has de agradar a nadie ni cumplir con las expectativas de otros.

Sin embargo tu cerebro espera comérselo todo, ha visto la comida y ya la siente dentro del estómago. ¿Cómo no te lo vas a comer si ya te lo has comido?

Insisto en que te observes antes, mientras y después de cada comida. En muchas ocasiones he detectado que la persona ya se ha comido con la mente todo lo que hay en el plato. De alguna manera ya ha pasado a su estómago por lo que no puede evitar cumplir con su propia "profecía".

Sí. Tu mente, es decir, tú, ya se ha comido lo que le han servido en el plato, tu cerebro ya se ha preparado para comer todo eso y no puede evitar hacerlo. Ya ha hecho todos los cálculos e incluso puesto en marcha todo el mecanismo de segregación de sustancias para digerir y saborear toda la comida.

Es como subir una escalera a oscuras, a veces no puedes calcular bien un peldaño. Te preparas para bajar un escalón que no existe. La sensación es muy rara. ¿Y por qué? En realidad no había escalón pero todo tu cuerpo se había preparado para bajarlo en tu mente, para tu mente el escalón era tan real que cuando, al hacer el movimiento, descubres que no hay escalón te sorprende enormemente pues habías puesto en marcha los músculos para bajarlo y no para recibir el impacto del suelo.

Me gustaría que este ejemplo te sirviese para darte cuenta de hasta qué punto el no comerte lo que hay en el plato es contradecir toda una secuencia de órdenes neuronales que se desencadenaron en ti antes de comenzar a comer.

Entiende y comprende que tu cuerpo sigue lo que está previsto e ir en contra de ello es, en cierta forma, decepcionante porque ha de frenar o dar marcha atrás o corregir el rumbo una vez a despegado. Esto es decepcionante. Y por lo que sabemos del subconsciente es, muy posible, que lo interprete como una decepción sobre ti mismo, como si eso significase poco amor propio.

Te recuerdo que la motivación primordial es positiva. ¿Quién quiere auto decepcionarse? Te estás enfrentando a ti mismo y vas a decepcionarte. Por esto quiero que entrenes a tu cerebro a mirar los escalones y no imaginárselos. Vamos a frustrar su propia predicción lo cual va a despistarle, como poco. Paulatinamente dejará de predecir y aprenderá a guiarse por las señales del indicador.

Tu no eres el cubo de basura

También es frecuente que hayas crecido en una familia en la que insistían en que te acabaras el plato sin tener en cuenta tu propio criterio. Esto era útil para los que te educaron y tendrían sus motivos para hacerlo pero ahora que eres adulto ya no te sirve, pues puede que en el plato haya más o menos comida de la que necesitas y ahora eres tú quien decide.

Piensa que tus padres crecieron con historias de hambrunas y carencias que ahora mismo no están aquí. Ahora siempre hay comida disponible en nuestro mundo occidental. De no ser así no estarías leyendo esto. Así que guardar por guardar ya no toca. Estas ideas de hambruna y demás desastres son difíciles de borrar del subconsciente colectivo. Pero en realidad haciendo esto terminarás comiendo mejor y tirando menos. Si lo piensas, cuando consumes comida que no necesitas es como tirarla, solo que tú eres el cubo de basura. Encima te hace sentir mal, luego has de liberarte de ella y el medioambiente también. Así que es plenamente ecológico comer bien.

Puedes comer y beber todas las veces que quieras siempre tirando el último cuarto de comida a la basura.

Esta es la pauta que más llama la atención al entorno y sobre la que te decía anteriormente que a lo mejor has de crearte alguna excusa. Si es imposible tirarlo a la basura porque alguien se va a ofender pues no lo tires pero no te lo comas de ningún modo.

No caigas en el engañoso atajo de servirte tan sólo los tres cuartos. Es importante que se quede en el plato. Que tu cerebro lo vea y fotografíe.

Tú no eres el cubo de basura, no te confundas con él.

Puedes repetir todas las veces que quieras. Si te quedas con hambre puedes servirte otro plato pero tendrás que tirar ¼ también. Tu cerebro grabará la imagen de que la comida se puede quedar en el plato. Tu eliges en cada momento.

Qué conseguimos siguiendo esta pauta:
*La desprogramación mental de hábitos aprendidos en la infancia
*Comer fiándonos de nuestro cuerpo y no nuestros cálculos mentales
*Amarnos más que a la basura.

RESUMEN DEL MÉTODO

-La duración mínima es de 25 días.

-Cada día cuenta, cada comida es importante y todo es comida.

-No te peses

-No midas calorías

-Come lo que te apetezca

-Todo es comida

- Lleva una botella de agua contigo a todas partes.

- Lleva a cabo las tres pautas con cada comida: ya sea un trozo de pan o un menú de cinco platos.

- Piensa, siente y actúa como si ya fueses delgado

- Vigílate, no dejes de observarte, sé el detective de tu propia novela

1ª. Vaso de agua. Antes del primer plato o primera bebida solamente.

2ª. Porque yo lo elijo. ¿Quiero realmente comer esto? Respuesta. Qué elijo: comer o no comer. Lo respeto y hago lo que yo elija.

3ª. Tirar un cuarto. De todas las comidas. Tirar a la basura. No se puede dar a otro no se puede guardar. Puedes repetir todas las veces que desees siempre cumpliendo la pauta.

La mirada de los otros

Hay algo sobre lo que ya hemos hablado pero quiero insistir ahora que te he explicado el método, estás dispuesto a hacerlo y vas a por todas. Estás rodeado de otras personas que viven contigo, están cerca, te apoyan, comparten experiencias, te aman. Todas estas personas puede que estén felices con tu cambio, puede que se mantengan más bien neutrales pero, puede, que se resistan a él. Cuando alguien comienza un cambio importante y profundo es su vida el entorno a veces se posiciona en contra. Es una reacción de lo más común ya que al mismo tiempo que tu dudas si ellos te querrán siendo delgado, ellos dudan de si tu les querrás siendo delgado. Esto es algo a afrontar y no tendrás más remedio que pasa por ello ya que te has propuesto cambiar. Mantente firme pues tú has decidido que esto es lo quieres hacer y es bueno para ti. Acepta que a los otros puedas parecer extraño y trátate a ti mismo y a los demás con el mayor respeto, cuidado y cariño.

Si tienes alguna duda consúltame en :

www.barbaradelamocoach.com

info@barbaradelamocoach.com

9

PUEDES HACERLO

MI PROPIA HISTORIA

Desde que comencé las sesiones con mis clientes hay algo que repito con cada uno y es lo siguiente: cuando elijas un coach, elige uno que haya vivido y superado muchos retos en su vida. Porque realmente siento que la experiencia es la enseñanza más sincera. Es por esta creencia mía que me gustaría contarte mis tribulaciones con la comida.

Desde muy pequeña fui una niña perfecta. De hecho mi padre me suele decir que era demasiado perfecta. Era mona, inteligente, valiente, educada, delicada, dulce, todo lo que se podía esperar de una niña. Eso sí: tenía un mundo interno enorme que conservaba para mí y en el que tenía la terrible sospecha de que no era tan perfecta como ellos creían.

En casa se comía muy moderadamente. Mi madre nos obligaba a terminar los platos pero también se respetaban las comidas en las que no había hambre. Sin embargo, me crié con unas carencias emocionales que se traslucieron a los 23 años a través de la comida.

Yo sostenía un peso ideal sin ningún esfuerzo y estaba bastante conectada con mi cuerpo. Comía cuando tenía hambre y solía ser lo suficiente. Pero un día me desconecté y me encontré vomitando por miedo a engordar. Mi vida dio un vuelco brutal y giró a partir de entonces alrededor de lo que comía.

Si comía porque comía y si no comía porque no comía. En pocos meses perdí completamente mi indicador interno para saber qué era mucho o poco y recuerdo consultar a mis amigos si lo que comía era apropiado o no. Estaba perdida. Todo eran calorías, grasas y peligros. Recuerdo pensar que cuando me pasaban un cigarrillo la grasa que había en la boquilla me iba a engordar y la limpiaba como si fuera importante. Cuando algún día comía de verdad vomitaba hasta no dejar nada en mi estómago. Llegó un momento en el que la comida era un enemigo que me ataca por todos lados.

Fueron dos años en los que caminaba para perder calorías y me atravesaba Madrid lloviendo con tal de no coger el metro. Aunque yo creía que nadie lo notaba había una seria preocupación en el círculo más próximo a mi. De hecho fue un detalle, por parte de mis queridos amigos, lo que me hizo ir a buscar ayuda y encontrar una psicóloga que facilitó la curación. El día de mi cumpleaños me hicieron un regalo que me enfrentó a mí misma en unos segundos. Una camiseta con una inscripción que decía " No te vayas todavía, te queremos". Este detalle fue el jarro de agua fría que me sirvió para darme cuenta de que había tocado fondo y tenía que actuar ya para salvarme. Una lección sobre el poder del amor que nunca olvidaré. Gracias.

Luego pasó otro año de terapia y de enfrentarme a mis miedos más profundos en el que caí en mi propio infierno, escuché aquello que no quería escuchar y miré lo que nunca quise ver: mi falta de amor propio.

Da igual que mi problema fuera aparentemente mayor que el tuyo, el caso es que la comida se convirtió en el centro de mi vida y tuve que desarrollar unos pensamientos y comportamientos sanos para volver a disfrutar de ella.

Gracias a mi experiencia te puedo enseñar a ti a dejar de pensar en la comida. Porque he estado ahí y sé lo que significa tener pensamientos compulsivos y constantes con ella. Nada más lejos en mi imaginación por aquel entonces pensar en que algún día podría ayudar a otros a comer y disfrutar comiendo.

En aquella época tuve que batir todos mis records y luchar contra mi misma. No poder fiarte de ti, saber que el enemigo está en tu interior y que quiere tu fracaso porque está convencido de su verdad, es todo un reto. Pero estoy aquí y como con placer desde hace ya muchos años.

Eres un héroe

Sé que tú te enfrentas a lo mismo. Te enfrentas a ti y nadie más que tú puede hacer realmente algo que sirva. Estate seguro: luchas contra ti. No hay mayor reto, ni mayor heroicidad.

Es indiferente que presuntamente no tengas un trastorno alimenticio "oficial". Tu relación con la comida no es sana. Punto. Eso es un trastorno. De hecho la bulimia sería sobrepeso si no se vomitase. Es una plaga.

Cada vez somos más los que perdemos nuestro baremo interno y nos fijamos en otros para medirnos. Tan sólo hay que mirar los anuncios de bañadores para darse cuenta de la distorsión que tenemos del cuerpo cuando el cuerpo correcto es el que se siente bien y esto no tiene nada que ver con la forma. Cuando encuentres la conexión con él dejarás de compararte y de querer estar delgado a toda costa. Cada vez te sentirás mejor y adelgazarás para siempre, y lo que es mejor: te querrás mucho más y disfrutarás de la vida.

Nadie, excepto tú mismo, puede evitarlo. Si yo pude tú también puedes

FRASES DE INSPIRACIÓN

Pesas lo que has comido durante un año

Lo que pesas es igual a lo que has comido menos lo que has gastado

Las calorías no se miden en la mente

Pesas lo que pesas porque te has acostumbrado a pesar esto. Es un hábito.

Un hábito se puede cambiar

Perder peso no es una meta es una forma de ser

Cambiando mi peso cambio por dentro

Sobre la Autora

Mi nombre es Bárbara del Amo, soy coach, madre satisfecha de tres preciosos hijos, vivo con el amor de mi vida y gano dinero haciendo lo que más me gusta: ayudar a otros a hacer realidad sus sueños.

Me gustaría contarte que para llegar a decirte esto he visto como se rompían muchos de mis sueños y cómo algunos milagros convertían una situación desesperada en la oportunidad de mi vida.

Me sentí un bicho raro hasta que supe ver en mis rarezas diamantes sin pulir y en mis defectos ganas de ser feliz.

Mi conclusión: Todo depende del color con que te mires.

Mi dedicación: mirarte con tus mejores ojos y creer en ti cuando tú quieres rendirte.

Mi experiencia: He convertido varias veces proyectos en realidades: he tenido un grupo de rock pop, he escrito dos novelas, he recorrido el mundo, he meditado durante años, he tenido una librería, me he convertido en Life Coach y he desarrollado un método para adelgazar... (y muchas otras cosas que te contaré cuando nos conozcamos)

Estoy de segura de que todos los sueños son importantes, no hay ni pequeños ni grandes, ni mejores ni peores. Son tus sueños y eso es suficiente.

Algo que me gustaría trasmitirte: Siempre hay otra oportunidad y una manera de hacerlo.

Un frase: Ser joven es sentir que mañana puedes comenzar de nuevo.

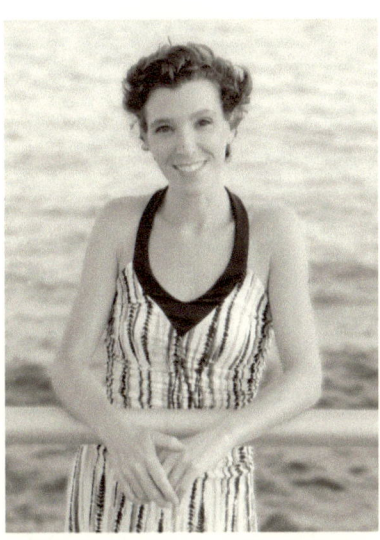

Si deseas encargar otra copia de este libro,
por favor, no dudes en hacerlo directamente.
Lo puedes hacer enviando tu nombre y dirección a:
info@barbaradelamocoach.com

www.ingramcontent.com/pod-product-compliance
Lightning Source LLC
Chambersburg PA
CBHW020404290526
45785CB00005B/2431